MÉTHODE FRANÇAISE

D'HYPNOTISME, MAGNÉTISME PERSONNEL, CALMANT MAGNÉTIQUE

THÉRAPEUTIQUE SUGGESTIVE, ETC., ETC.

La Vérité sur l'Hypnotisme

PAR LE PROFESSEUR

HERTREP DE NOHMONT

Auteur, Conférencier et Professeur d'Hypnotisme diplômé

LA VÉRITÉ SUR L'HYPNOTISME

PÉTRÉ, VICE-PRÉSIDENT, 52, RUE GAMBETTA, A MOHON (ARDENNES)

1904

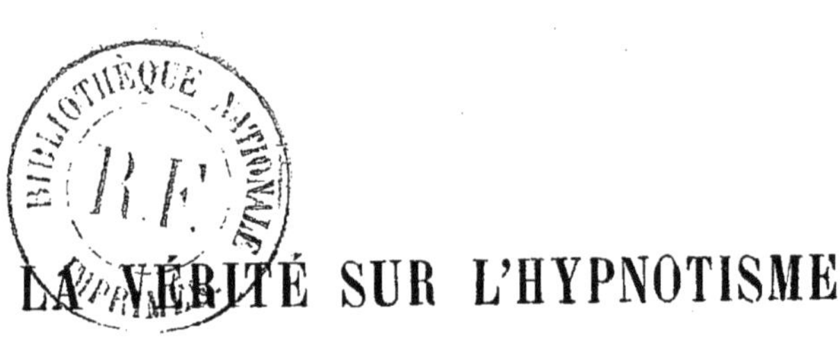

LA VÉRITÉ SUR L'HYPNOTISME

INSTRUCTIONS PRIVÉES

Cours pratique, par correspondance, sur l'Hypnotisme, le Magnétisme personnel, Calmant magnétique, Thérapeutique suggestive, Médecine magnétique, etc.

Numéro du Cours

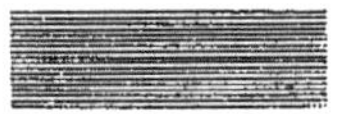

MÉTHODE FRANÇAISE

D'HYPNOTISME, MAGNÉTISME PERSONNEL, CALMANT MAGNÉTIQUE

THÉRAPEUTIQUE SUGGESTIVE, ETC., ETC.

La Vérité sur l'Hypnotisme

PAR LE PROFESSEUR

HERTREP DE NOHMONT

Auteur, Conférencier et Professeur d'Hypnotisme diplômé

LA VÉRITÉ SUR L'HYPNOTISME

H. PÉTRÉ, VICE-PRÉSIDENT, 52, RUE GAMBETTA, A MOHON (ARDENNES)

1904

AVANT-PROPOS

La situation intellectuelle de la Société « actuelle » rend intéressante l'étude de phénomènes qui peuvent influer sur les décisions des individus et, partant, des masses.

Les hommes ont de tout temps, et sans s'en rendre compte, subi l'influence de quelques-uns d'entre eux.

Ceux-ci, consciemment ou inconsciemment, ont tout simplement usé de cette force indéniable qui se manifeste sous une multitude de formes et que résume l'appellation « Hypnotisme. » C'est une force réelle et ses effets incontestables ont été ressentis par chacun avec plus ou moins d'apparence.

Sans s'arrêter à des exemples oiseux et trop longs à developper, nous n'en citerons qu'un seul.

A qui n'est-il pas arrivé, dans une conversation, de faire abonder dans son sens un individu qui, une heure auparavant, professait des idées contraires ?

Pourquoi cette reversibilité ?

Parce que vous avez imposé votre volonté à votre interlocuteur, sans qu'il s'en doute, et qu'il a subi votre influence personnelle.

Il n'est donc pas impossible de provoquer ce phénomène qui existe naturellement, et c'est le but que l'on atteint en étudiant l'Hypnotisme.

On apprend à influencer ses semblables et à conserver son libre arbitre dans les situations difficiles.

L'Hypnotisme et le Magnétisme constituent donc une arme défensive et offensive que chacun doit connaître pour s'assurer une place dans la Société.

C'est l'arme unique, la seule rationnelle, qui puisse faire triompher l'effort de la volonté, de la Struggle for life *de nos pratiques voisins d'outre-Manche.*

La méthode présentée par le professeur HERTREP DE NOHMONT, *que vous avez sous les yeux, sans se perdre en considérations scientifiques qui fatiguent souvent plus qu'elles n'enseignent, donnera à tous nos élèves le moyen d'arriver vite aux résultats tant désirés.*

A eux ensuite de se servir intelligemment du pouvoir qu'ils auront acquis : la tâche leur sera facile.

Sous ce titre « La Vérité sur l'Hypnotisme, » vous trouverez une méthode enseignante parfaite, vous permettant d'arriver vite à des résultats qui vous encourageront.

Les méthodes présentées jusqu'ici n'ont jamais pu faire arriver un élève à des résultats probants, parce qu'elles manquent précisément de ce que nous enseignons.

Toutes ces méthodes, basées sur le même principe, traînent en longueur des exercices, souvent inutiles, qui énervent l'élève et fatiguent le sujet.

Nous nous sommes, au contraire, appliqués à supprimer ce qui pouvait nuire à l'étude de l'Hypnotisme, en y ajoutant des matières essentiellement utiles qui mènent sûrement au succès.

Avant de commencer l'étude de cette belle science, nous ne saurions jamais assez vous recommander de procéder méthodiquement et de ne pratiquer le second essai que lorsque vous saurez parfaitement le premier et que vous l'aurez appliqué avec succès. Nous ne nous sommes pas perdus en considérations inutiles, mais soyez persuadés que chaque mot a son importance capitale.

Chaque phrase doit être comprise et retenue avant de passer au chapitre suivant.

Relisez vingt fois, cent fois s'il le faut, mais vous devez arriver au succès : vous avez tout pour réussir ; qu'un échec ne vous décourage pas, dites vous seulement que vous n'avez pas compris et exécuté tout ce que comporte la leçon que vous venez d'opérer et travaillez cet exercice, reprenez un autre sujet, n'omettez aucun détail et vous trouverez le succès où vous aviez échoué quelque temps avant.

N'opérez jamais avec timidité : vous devez influencer les autres et non être influencé par eux. Ayez toujours une grande confiance en vous, car sans cette confiance et votre sûreté dans les exercices, vous pourriez rencontrer des insuccès qui vous décourageraient.

Ne riez jamais avec vos sujets, si vous voulez les influencer, ou vous opéreriez en pure perte.

Et surtout n'allez pas trop vite en besogne, que chaque leçon soit bien réussie avant d'entreprendre la seconde : vous nous saurez gré de vous avoir donné ce conseil.

LA

VÉRITÉ SUR L'HYPNOTISME

I

Qualités nécessaires pour devenir bon hypnotiseur.

Il est de toute nécessité, avant de commencer l'étude de l'Hypnotisme, comme pour toute autre étude, d'avoir en soi la ferme intention d'arriver, coûte que coûte, à un résultat certain et positif.

Celui qui apprend une science, une leçon d'histoire ou de géométrie avec la conviction que cette leçon ne lui servira à rien et ne jouera qu'un rôle relatif dans sa vie, ferait beaucoup mieux de ne rien apprendre du tout, car cette personne, qui ne saura profiter de ce qui lui aura été si facile d'apprendre, puisqu'elle avait tous les éléments nécessaires à sa disposition, aura aussi beaucoup de mal pour se créer une situation qui devra lui assurer un avenir au moins sûr, et cela, de sa propre faute.

Ce qu'il faut, avant tout, pour savoir influencer et hypnotiser les personnes qu'il vous sera donné de magnétiser ou de leur faire subir votre influence, c'est de la volonté et, surtout, une grande confiance en soi. Sans cette confiance illimitée que vous devez posséder, vous pourriez trouver des insuccès susceptibles de vous décourager et qui ne seront dûs, cependant, qu'à votre manque de confiance. Notez bien ceci : du moment que l'opérateur ne paraît pas sûr de lui, aurait une hésitation ou, dans son trouble, oublierait un détail qui pourrait lui paraître futile et qui cependant aurait une importance capitale, le sujet, par cela-même, paraît dégagé de votre influence et ne la subit plus qu'imparfaitement; quelquefois même, il vous serait difficile de l'influencer à nouveau.

Cette confiance, vous l'aurez, parce que vous voulez arriver au résultat que vous attendez, parce que vous voulez devenir hypnotiseur; suivez toujours bien nos leçons sans passer à la seconde avant de savoir la première, et nous vous garantissons un succès que vous n'auriez jamais osé espérer vous-même.

II

Du choix d'un sujet.

Possesseur de ces qualités énumérées plus haut, vous voudrez, naturellement, commencer de suite à exercer votre pouvoir d'influencer les gens sur un ou plusieurs sujets qui voudraient bien se mettre à votre disposition.

Mais, comme tout apprenti n'est pas maître, vous devrez vous abstenir de prendre, au début, tous les sujets qui pourraient se présenter à vous : ces sujets, même paraissant de bonne foi, cacheraient l'intention de vous résister et amèneraient, par ces dispositions d'esprit, un insuccès auquel vous ne vous seriez pas attendu, croyant comme vous, les pseudo-sujets de bonne foi.

Il faut donc que vous arriviez à pouvoir choisir vos sujets sans que cela se remarque dans votre entourage et, pour cela, nous allons vous y aider.

Contrairement à ce que disent plusieurs de nos confrères, il faut toujours parler d'hypnotisme à ceux qui sont appelés à devenir vos sujets, parler longuement des choses extraordinaires et mystérieuses que l'on obtient à l'aide du magnétisme, parler d'influence hypnotique et, après avoir amené vos futurs sujets sur le terrain où vous désirez arriver, c'est-à-dire lorsque vous les voyez empoignés par le sujet que vous venez de développer, déclarez formellement que vous avez acquis toutes les connaissances nécessaires pour influencer et hypnotiser ; ensuite, prenez comme sujet celui qui vous paraît le plus sensible pour opérer.

III

Conditions essentielles pour influencer vos sujets

En matière d'hypnotisme et influence personnelle, il serait toujours préférable de n'avoir aucune familiarité avec vos sujets; mais, comme souvent, dans les réunions de famille ou de société quelconque vous êtes entouré de parents ou amis, force vous est donc de prendre vos sujets parmi les personnes qui vous entourent.

C'est précisément là que vous aurez besoin de tout votre calme, et qu'il vous faudra être très sérieux dans les préliminaires, comme dans les exercices que vous allez commencer. Beaucoup de nos élèves nous écrivent que c'est précisément lorsqu'ils sont avec leurs parents ou leurs amis que l'assurance leur manque ? A ces élèves, nous répondons que c'est là où ils sont à même de montrer leur confiance en soi; puisqu'ils sont entourés d'amis, ils sont absolument chez eux et par cela même dans un milieu où une influence seule doit dominer, *celle de l'opérateur*.

Et comme nous l'expliquerons plus loin dans nos exercices, nous ne le répéterons jamais assez, lorsque vous avez un sujet entre vos mains, ce sujet vous appartient, vous l'influencerez parce que tout en vous dénote votre volonté, et que tous vos gestes et votre attitude transpirent l'influence qui doit le tenir sous votre joug.

Retenez bien ceci : si vous suivez bien tous nos conseils, neuf sujets sur dix devront subir votre influence.

IV

Comment contrôler un sujet.

Lorsque vous avez choisi vos sujets, il faut que, par les moyens que nous allons vous expliquer, vous puissiez contrôler leur degré de sensibilité. Un sujet peut être sensible à un exercice que le sujet suivant y soit absolument réfractaire. Il faut donc parer à toute éventualité, et connaître les différentes manières de contrôler et d'influencer.

Nous allons vous donner quelques exemples desquels découlent un grand nombre d'autres que vous serez à même de varier lorsque vous aurez acquis l'expérience nécessaire.

Faites asseoir votre sujet devant vous près d'une table sur laquelle il y aura un verre de vin ou de bière pour vous et un pour le sujet. Ne le priez pas, mais commandez-lui de prendre son verre de la main droite et prenez le vôtre de la même façon, portez votre main gauche à cinq centimètres environ au-dessus de son verre en le fixant directement et fermement dans les yeux pendant quelques secondes et dites-lui, après avoir retiré votre main gauche, que lorsqu'il aura bu une gorgée du contenu de son verre, sa boisson sera légèrement amère, ordonnez-lui de boire et buvez vous-même à petites gorgées. S'il vous répond que son vin est légèrement amer, replacez votre main gauche comme la première fois au-dessus de son verre, fixez-le à nouveau entre les deux yeux à la naissance du nez et dites-lui que sa boisson est beaucoup plus amère que la première fois; s'il vous répond encore affirmativement, recommencez jusqu'à ce qu'il trouve à sa boisson un goût détestable et qu'il ne puisse plus la boire. Lorsque vous aurez réussi ce premier exercice, vous serez plus sûr de vous, car vous serez convaincu que vous avez influencé votre sujet et qu'il le sera ensuite par tous les autres exercices.

V

Exercice d'influence.

Soyez bien certain de votre premier exercice avant de commencer le second. D'une façon générale, procédez méthodiquement; répétez dix fois une expérience, même si vos premiers résultats ont obtenu un succès complet, avant d'essayer la suivante.

De cette façon, vous apprenez à commander vos sujets, vous affermissez votre influence personnelle, et, si vous changez de sujets pour les expériences suivantes, ils se trouveront déjà influencés des premiers succès que vous avez obtenus avec les précédents.

Que vos suggestions soient toujours faites d'une voix ferme, lente et positive, mais sans éclat de voix. Nous ne pouvons malheureusement vous donner ici l'intonation à prendre; mais nous vous laissons libres de prendre celle qui vous réussira le mieux, tout en restant dans les prescriptions données plus haut à ce sujet.

Lorsque vous aurez choisi un sujet, placez-le debout devant vous, les pieds réunis, sans raideur dans les jambes, ni dans les bras, encore moins dans le corps. Dites-lui bien que cette raideur pourrait le fatiguer et que, subissant votre influence volontairement, il doit vous obéir.

Placez-vous alors devant lui, debout à cinquante centimètres environ et fixez-le entre les yeux, à la naissance du nez; pendant quelques secondes, ayez les yeux fixes sans battre les paupières et, avec beaucoup de fermeté, concentrez dans ce regard toute votre volonté.

Dites ensuite à votre sujet, positivement : « Vous - allez - éprouver - comme - un - vertige - et - lorsque - je - porterai ma - main - sur - votre - épaule - gauche, - vous - vous - sentirez - tomber - sur - votre - côté - gauche. »

Continuez plusieurs fois cette suggestion et dites ensuite, encore plus fermement : « Vous - tombez - à - gauche, - vous - tombez - très - bien, - vous - tombez - parce - que - le - fluide - magnétique - vous - attire - à - gauche; - vous - voyez, - vous - tombez. »

Continuez les suggestions jusqu'à ce qu'il tombe.

Tenez toujours votre regard rivé à celui de votre sujet, partez vous-même insensiblement et très lentement du côté où doit tomber le sujet. Ceci sert d'entraînement et a pour but d'inciter le sujet à tomber, car il croit que vous restez debout et que c'est lui-même qui tombe. Pour vous donner une idée plus exacte, l'effet produit est le même que celui que vous avez certainement remarqué lorsqu'un train qui était arrêté parallèlement au vôtre, dans une gare, se mettait en marche. Nous sommes persuadés qu'il vous est arrivé de croire que c'était votre train qui marchait et non le voisin. Vous ne vous êtes aperçu de votre erreur que lorsque votre train restait seul sur la voie. Ici, l'effet est le même avec autant plus d'efficacité qu'en même temps vous persuadez votre sujet que c'est lui qui tombe par vos suggestions répétées.

Lorsque votre sujet tombe, recevez-le pour qu'il ne se fasse aucun mal, et enlevez votre influence en lui frappant vivement sur la joue, en lui disant à haute voix « éveillez-vous ».

VI

De la suggestion et de ses effets.

A quoi servent les suggestions? Pourrait-on se passer de suggestions? Telles sont les questions qui nous sont posées journellement et que vous pourriez nous poser vous-même.

Bien certainement, lorsque vous vous serez rendu maître de toutes les leçons, lorsque vous aurez acquis le tour de main que vous donnera la pratique, vous pourrez arriver à influencer vos sujets beaucoup plus vite, et quelquefois même sans avoir eu le temps de donner vos suggestions; mais d'une manière générale, vous devrez toujours y recourir pour les expériences sérieuses.

Appliquez-vous à donner vos suggestions et à prendre le ton juste que vous devez avoir pour opérer.

A cet effet, enfermez-vous dans une chambre isolée, où vous pourrez à loisir vous apprendre à suggérer.

Prenez un exercice et travaillez-le comme si vous aviez devant vous un sujet. Ces répétitions vous seront très utiles, en vous apprenant à commander, et vous donneront plus de hardiesse lorsque vous aurez vos sujets devant vous.

Il est de toute nécessité de savoir bien donner vos suggestions et de les donner surtout bien à point. Elles servent à affirmer votre influence que votre sujet doit ressentir d'autant plus que vos suggestions lui donnent plus de portée.

Prenons un exemple, c'est le moyen le plus pratique d'enseigner qui existe. Lorsque votre sujet, vous regardant, incline légèrement sur sa gauche, redoublez d'énergie, c'est le moment d'appliquer vos suggestions avec cl ance de succès, dites-lui alors : « Vous - voyez, - vous - tombez, - vous - tombez, vous dis - je, - vous - tombez - à - gauche, - vous - tombez. » Cette suggestion bien donnée grandira votre influence et vous aidera beaucoup dans votre tâche.

Dans tous les exercices qui suivront, attachez-vous surtout à bien commander, scandez bien chaque mot qui doit avoir une importance capitale et veillez surtout à ce que vos suggestions soient données en temps voulu.

N'oubliez pas que vous devenez hypnotiseur en apprenant notre cours, et que par cela même vous devez influencer et non être influencés. Un élève ayant quelque hésitation ou timidité, n'arrivera jamais à influencer ses sujets.

Jamais, jusqu'à ce jour, nous n'avons eu d'insuccès et nous ne supposons pas en avoir à l'avenir ; suivez bien toutes nos instructions et vous êtes certain du succès.

Ne craignez jamais de nous écrire lorsque vous serez embarrassé pour une leçon quelconque ou quelque chose que vous n'auriez pas très bien compris.

Joignez toujours un timbre pour la réponse ; nous ne demandons qu'à vous aider et nous nous mettons à votre entière disposition pour tous les renseignements qui vous seront nécessaires.

VII

L'Hypnotisme à la portée de tous.

De tout temps, l'Hypnotisme a existé et, de tout temps, des gens ont subi l'influence d'autres qui leur étaient supérieurs ou qu'ils considéraient comme tels.

Ceux que nos ancêtres appelaient sorciers n'étaient, en réalité, que des hypnotiseurs. A ces prétendus sorciers, on attribuait tous les pouvoirs et nombre de ces malheureux périrent victimes de leur science.

Ils ne pratiquaient pas, nous en convenons, l'Hypnotisme comme il est pratiqué de nos jours, mais les prétendus sorts qu'ils jetaient n'étaient autre chose que des suggestions que leurs sujets, en ces temps dénommés victimes d'un sort, éxécutaient.

De nos jours, par un travail assidu et des expériences successives que nous pratiquons depuis longtemps, nous sommes arrivés à généraliser l'Hypnotisme et, surtout, à le mettre à la portée de tous. Le temps des sorciers est passé; sachez que le pouvoir d'hypnotiser les gens est inné dans chaque individu intelligent qui prendra sérieusement ses études en les approfondissant chaque jour par des expériences répétées et suivies.

Vous avez tout en main pour devenir un grand hypnotiseur et, par notre cours que nous nous sommes efforcés de rendre clair, précis et concluant, nous voulons que vous arriviez au résultat que nous attendons de vous.

VIII

Premiers contrôles.

Je crois en avoir assez dit en ce qui concerne les qualités essentielles pour influencer les gens; mais soyez bien persuadé que vous devez les posséder toutes avant d'essayer quoi que ce soit. Les choses qui pourraient vous paraître futiles sont quelquefois les plus intéressantes et d'un intérêt capital. N'oubliez pas que les plus grandes inventions partent en général d'un principe fort simple, ce qui veut dire que les choses les plus simples sont parfois celles qui conduisent au succès. Les attestations de nos élèves en sont la meilleure garantie et nombre d'entre eux sont devenus des hypnotiseurs émérites et en renom.

Pratiquez donc par les essais préliminaires qui sont les premières marches de l'escalier qui conduit au succès final. Ces essais vous rendront maître de vous et lorsque vous serez devenu hypnotiseur, vous éprouverez encore quelques plaisirs à faire ces choses à l'état d'éveil en première influence par lesquelles vous avez débuté.

Les essais à l'état d'éveil sont d'ailleurs les plus concluants, puisque le sujet n'étant pas à l'état d'hypnose est quand même obligé d'exécuter ce que vous lui suggérez.

Se sentant par cela même influencé au plus haut point vous aurez toute facilité de le mettre ensuite à l'état d'hypnose profond.

IX

Doit-on parler d'hypnotisme avant d'opérer?

Certains cours, dont on reconnaît aujourd'hui les erreurs, prétendent que l'on ne doit jamais parler d'Hypnotisme devant un sujet sur lequel on va opérer.

C'est une grande erreur à ajouter à celles déjà nombreuses contenues dans ces méthodes. C'est absolument la même chose qu'un professeur qui développerait une leçon sans dire au préalable à ses élèves quel sujet il traite.

Ces élèves, même intelligents, ne sachant pas de quoi il s'agit, ne comprendraient pas un mot de la leçon.

De même, un sujet que vous fixerez dans les yeux ou à qui vous ferez des passes, sans avertissement, vous prendra pour un impertinent, ou vous prendra pour un coiffeur en supposant que vous lui donniez une friction.

Comme vous voyez, la chose est tout à fait indispensable, seulement au lieu de vous adresser directement au sujet, nous vous recommandons de parler d'Hypnotisme aux personnes qui vous entourent et aux spectateurs si vous donnez une séance publique.

L'effet sera toujours plus satisfaisant et le sujet en prendra toujours sa large part d'autant plus qu'il est le principal intéressé.

Chaque parole, chaque explication que vous donnez au public sur ce que vous allez faire sur votre sujet, sont autant de suggestions que vous lui donnez indirectement et qui ont encore plus de poids que si vous vous adressiez directement à lui. Il est là, immobile, qui écoute avec angoisse tout ce que vous dites; il s'attend d'un moment à l'autre que vous allez lui faire éprouver quelque chose d'inconnu pour lui, et c'est cet inconnu qui le prépare et vous le livrera par la crainte qu'il lui inspire.

X

Comment on doit parler de l'Hypnotisme.

Il est évident que l'on ne doit parler qu'en bien de l'Hypnotisme. Expliquez bien que cette belle science, dont vous allez acquérir toutes les connaissances, est une chose inoffensive et innocente. Cette science, mise tout nouvellement en vraie pratique, est malheureusement trop méconnue.

Elle est cependant appelée à rendre d'éminents services soit pour nous guider dans la vie et nous faire apprécier notre valeur réelle, soit pour soulager ceux qui souffrent d'affections nerveuses, par la Thérapeutique suggestive, le Magnétisme, l'Anésthésie, etc., etc.

Eloignez des personnes qui sont appelées a devenir vos sujets toute crainte de l'Hypnotisme. L'Hypnotisme étant une chose bienfaisante, on doit en accepter le sommeil comme on accepte le sommeil naturel et réparateur.

A ceux que vous soignez, faites-leur accepter cette science comme la seule rationnelle et efficace pour la guérison de leurs maux.

Soyez toujours sûr de vous : votre confiance vous fera

gagner celle de vos sujets, et vous triompherez facilement de ce qui aurait pu vous paraître inabordable avant l'étude de notre cours.

Comme nous le disons plus haut, jamais nous n'avons eu d'insuccès et nous sommes persuadé que vous dépasserez même, par la pratique, ce que nous vous avons enseigné.

XI

Exercice pour faire tomber un sujet à genoux.

Vous débutez, ici, dans l'étude de l'influence au deuxième degré. Les préliminaires, ici, seraient superflus, puisque nous avons pour principe d'éliminer tout ce qui pourrait embrouiller l'élève et que nous nous proposons de le faire arriver, aussi rapidement que possible, au but qu'il désire atteindre.

Pour cet exercice, placez le sujet que vous aurez choisi debout en face de vous, sans raideur aucune. Pour vous assurer qu'il est bien dans cette condition, faites-lui fermer les yeux et, passant derrière lui, appliquez sans beaucoup de force un coup sec sur les jarrets; s'il fléchit facilement les jambes et perd l'équilibre, c'est qu'il était absolument passif; sinon, ordonnez-lui de se détendre complètement, en lui expliquant que cette raideur le fatiguerait beaucoup dans l'expérience.

Replacez-vous ensuite devant votre sujet, commandez-lui d'ouvrir les yeux et de vous regarder. Fixez-le directement entre les yeux, à la naissance du nez, pendant trente secondes environ; faites ensuite la suggestion suivante, avec conviction et autorité, sans le quitter du regard : « Vous - allez - sentir - vos - jambes - fléchir; - elles - n'auront - plus - de - force - et - vous - serez - obligé - de - tomber - à - genoux; - vous - tombez, - vous - tombez - très - bien, - vous - tombez! » Dès que vous le voyez fléchir, commandez brusquement : « A - genoux ! - A - genoux ! »

Répétez plusieurs fois la suggestion Ce n'est pas le sujet qui doit penser à tomber, comme le prétendent nos confrères, mais c'est, au contraire, vous qui devez l'obliger à se mettre à genoux.

Ayant, d'ailleurs, déjà subi votre influence par les exercices précédents, sa volonté n'existe plus; vous êtes maître de lui.

En répétant vos suggestions, portez les bras en avant, les mains tendues, à hauteur et de chaque côté de la tête du sujet, de façon à ne pas déranger votre regard du sien. Descendez lentement vos mains horizontalement en fléchissant vos jambes pour l'inciter à tomber à genoux et dites-lui très positivement : « Vous - sentez - maintenant - que - vous tombez - à - genoux, - vous - tombez - à - genoux. »

Vous serez généralement surpris des résultats que vous obtiendrez, avec vos sujets, en pratiquant cet exercice, que nous vous engageons de répéter souvent, car cette expérience concluante est la clef du sommeil hypnotique.

XII

De l'influence au troisième degré.

Pour cet exercice, d'un grand intérêt, se rapportant directement au précédent, il est indispensable de connaître parfaitement la leçon onzième, et d'en avoir obtenu tout le succès désiré.

Arrivé à ce point, vous êtes déjà, si vous avez ponctuellement suivi nos instructions, capable d'influencer bon nombre de sujets, chose de laquelle nous ne doutons pas.

Le succès encourage toujours, et c'est pourquoi nous tenons essentiellement à vous le faire obtenir.

Vous savez que nous vous portons tout l'intérêt que vous méritez. Nous ne négligerons rien pour vous faire obtenir tout le succès qu'obtiennent nos nombreux élèves, qui nous en témoignent aujourd'hui leur reconnaissance.

Pour cet exercice, tâchez d'avoir à votre disposition plusieurs sujets ayant déjà été influencés par vous, parmi lesquels vous intercalerez des sujets nouveaux n'ayant jamais été influencés ou tout au moins par vous.

Faites asseoir ces sujets devant vous, rangés en demi-cercle.

Placez-vous ensuite au milieu de cette demi-circonférence, ainsi préparée, bien en lumière, de façon à ce que tous vos sujets voient tous votre visage.

Appelez ensuite un de vos sujets ayant déjà été influencé, que vous placerez devant vous, les pieds réunis, les mains pendantes et toujours le corps sans raideur.

Placez votre main droite dans le dos du sujet, entre les deux épaules, en lui commandant de s'appuyer sur votre main.

Fixez votre sujet franchement et avec beaucoup de fermeté entre les yeux. Continuant votre regard sans battre les paupières, approchez insensiblement votre visage de celui de votre sujet, tout en lâchant tout doucement votre main placée dans le dos en disant d'une voix saccadée et brève, une voix grave réussit généralement bien : « Vous - partez - en - arrière, - vous - marchez - en - arrière, - vous - marchez,- marchez, - marchez! » Avancez alors lentement sur votre sujet et, tout en marchant sur lui, approchez davantage vos yeux des siens si possible en rendant votre regard plus ferme encore; forcez-le à reculer par votre regard. Lorsque votre sujet recule et ne s'attend à rien autre qu'à reculer, brutalement, commandez d'une voix ferme : « A - genoux, - à - genoux! »

Aussitôt qu'il tombe à genoux, frappez vivement sur sa joue en disant vite : « Éveillez - vous - de - suite, - éveillez - vous! »

Prenez ensuite les sujets suivants en intercalant un sujet ayant déjà été influencé et un n'ayant jamais subi votre influence.

Si votre premier est bien parti, vous rencontrerez généralement le même succès avec les suivants.

XIII

Exercice d'attraction avant.

Reprenez l'exercice précédent, en chassant devant vous votre sujet influencé, mais ne le mettez pas à genoux comme précédemment A un moment que vous choisirez comme étant le plus propice, fermez-lui brusquement les yeux et dites lui : « Losque - je - vous - commanderai - d'ouvrir - vos - yeux, - vous - serez - obligé - de - me - suivre »; répétez plusieurs fois la suggestion, en lui faisant des passes légères sur le front, passant sur les tempes et s'arrêtant définitivement au menton, après quoi vous secouez la main comme pour en arracher le fluide.

Portez ensuite votre main droite sur le sommet de la tête et dites au sujet : « Lorsque - vous ouvrirez - les - yeux, vous - serez - obligé - de - me - suivre - partout - parce que - vous - y - êtes - forcé, - rien - ne - pourra - vous - empêcher - de - me - suivre, » et presque aussitôt, vous approchant du sujet, plongez un regard ferme, plutôt dûr, sur ses yeux et dites-lui : « Ouvrez - vos - yeux - et - suivez moi »; reculez alors lentement en faisant des passes de lui à vous comme pour l'attirer et dites encore : « Suivez - moi, suivez - moi; - vous - sentez - que - vous - êtes - obligé - de - me - suivre; - marchez, - vous - me - suivez. » Répétez toujours les suggestions qui acquièrent toute leur force par la répétition. Marchez ensuite sur votre sujet pour le forcer à reculer comme il vient d'avancer et réveillez-le comme il est expliqué dans la leçon précédente.

XIV

Des passes et de la manière de les appliquer.

Avant de pousser plus loin vos études, il est non seulement utile, mais indispensable de vous arrêter sur ce que vous avez grand besoin de connaître.

Nous voulons parler ici des passes qui jouent un grand rôle pour induire au sommeil hypnotique. C'est toute une étude, et une étude très sérieuse, que d'apprendre à faire savamment les passes.

Il y a deux sortes de passes : celles servant à induire au sommeil hypnotique et celles servant à enlever l'influence et provoquant, par conséquent, le réveil. Il va de soi qu'elles s'appliquent d'une façon toute spéciale et différente l'une de l'autre.

Les passes faites en descendant, partant, par exemple, du sommet de la tête jusqu'aux épaules, et plus bas encore selon les circonstances, ont pour but de provoquer le sommeil hypnotique.

Celles, au contraire, faites de bas en haut enlèvent toute influence et, combinées avec les suggestions, servent à éveiller le sujet.

Vous devrez vous appliquer à bien faire vos passes et aux endroits voulus, comme il est expliqué dans chaque leçon, car elles ont toujours leur rôle important.

Notre méthode vous engagera toujours, comme vous le verrez par la suite, à prendre brutalement un sujet avant qu'il n'ait le temps de se mettre en garde, par des suggestions bien données, pour influencer vite et enlever, par ce moyen, toute résistance à vos sujets; il sera toujours temps, par la suite, de les descendre dans un sommeil plus profond à l'aide des passes.

Ces passes auront alors beaucoup plus de poids sur votre sujet déjà influencé, qui n'aura pas eu le temps de se ressaisir.

Les résultats obtenus par les méthodes lentes sont, il est vrai, incontestables, mais aussi, quels sont ces résultats ?

Si vous connaissez des personnes ayant fait usage de ces méthodes, demandez-leur ce qu'elles en pensent.

A l'unanimité, elles reconnaîtront avoir réussi quelques expériences préliminaires à l'état d'éveil, mais pour le sommeil profond, il faut un temps infini, qui laisse au sujet le temps de se ressaisir, et souvent, opérateurs et sujets se fatiguent, d'où abandon de l'expérience.

Le sujet impatienté et fatigué résiste et n'a plus confiance; en conséquence il n'y a plus d'influence possible.

L'opérateur lui se décourage et ne croit même plus en son pouvoir à la suite de tant d'insuccès.

Il était donc nécessaire de supprimer cet état de choses actuelles qui eût fait perdre le prestige de cette belle science qui s'appelle « l'Hypnotisme, » et nous croyons avoir réussi en créant notre méthode qui, tout en respectant les lois de l'Hypnotisme, ne craint pas d'abréger les leçons ardues et ennuyantes qui décourageaient les élèves par leur lenteur à provoquer l'hypnose, qui est le but principal de l'élève.

XV

Du sommeil hypnotique et des moyens de le produire.

C'est ici que vous aurez besoin de toute votre attention et de votre perspicacité pour le choix des sujets que vous voudrez mettre dans l'hypnose.

Prenez toujours, pour débuter, les sujets que vous aurez contrôlés facilement dans les exercices à l'état d'éveil. Ces sujets ayant été influencés une ou plusieurs fois par vous, seront les meilleurs sujets d'étude que vous puissiez trouver.

Avec ces sujets, vous obtiendrez facilement le tour de main que vous n'eussiez obtenu que plus difficilement avec des personnes se présentant à vous pour la première fois.

Et alors, lorsque vous l'aurez, ce tour requis, cette habitude d'hypnotiser vivement, vous serez à même de prendre ensuite n'importe quel sujet, même sans l'avoir jamais vu.

Reprenez, avec vos sujets à endormir, l'exercice numéro douze, traitant la marche arrière. Exécutez en tous points comme pour l'influence au troisième degré ; mais menez plus vivement votre sujet que dans la susdite leçon.

Lorsqu'ils auront tous, à tour de rôle, subi très bien votre influence, laissez après le réveil cinq minutes de repos.

Ce repos devra être surveillé de façon à ce que les sujets ne se communiquent leurs impressions personnelles sur ce qu'ils ont ressenti en influence.

XVI

Comment provoquer immédiatement le sommeil hypnotique.

Comme précédemment expliqué, intercalez vos sujets en demi-cercle : sujets ayant déjà subi l'influence et d'autres désirant se prêter à l'expérience.

Avant de commencer quoi que ce soit, donnez des explications sur l'Hypnotisme en vous adressant à vos sujets.

Répétez-leur plusieurs fois, surtout, que l'effet moral et physique que ressentira chaque sujet après le sommeil hypnotique sera des plus satisfaisants, en ce sens que le sommeil repose l'esprit et ne laisse absolument rien qui puisse paraître désagréable.

Faites venir ensuite un des sujets déjà influencés par vous et placez-le debout en face de vous. Sans lui laisser le temps de se reconnaître, placez vivement votre main droite derrière son dos, entre les épaules, et faites-le partir comme expliqué plus haut, vivement en arrière. Avancez hardiment sur lui, de façon à conserver toujours votre regard fermement rivé au sien. Le sujet partira probablement d'un pas saccadé et rigide; après quelques pas en arrière, levez vos mains à hauteur de ses yeux, comme pour lui faire une passe. Approchez bien près de son visage en conservant à vos mains leur position au dessus des paupières. A cet instant, vous le regardez durement quelques secondes, trois au plus, et vous lui fermez brutalement les paupières en disant : « A-genoux, à-genoux,-vous-dormez-profondément ! » Faites, pendant ce temps, des passes descendant des tempes au cou en répétant d'une voix monotone : « Dormez, - dormez - profondément, - dormez, - vous - dormez ! » Commandez-lui ensuite de se mettre debout et, lorsqu'il aura exécuté, éveillez-le vivement d'une tape sur la joue.

XVII

Des sujets difficiles à éveiller.

Il vous sera certainement donné de rencontrer, au cours de vos expériences, des sujets plus difficiles à éveiller les uns que les autres.

Dans ce cas, vous aurez besoin de tout votre calme, et surtout de vous reposer sur votre expérience. Il est bien évident que si vous vous émotionnez et vous vous troublez, votre sujet se trouvera comme un navire désemparé et sans gouvernail. Il restera donc dans l'état où vous l'aurez mis, si vous ne pouvez l'en faire sortir.

Vous devez dans ce cas faire asseoir votre sujet confortablement. Recommandez le calme le plus absolu aux personnes qui vous entourent et procédez comme suit :

Prenez la main gauche du sujet dans votre main droite et serrez-la fortement. Placez votre main gauche sur le sommet de la tête et faites-lui la suggestion suivante d'une voix calme et assurée : « Lorsque-je-vous-dirai-de-vous-éveiller-vous - vous - éveillerez, - je - ne - veux - pas - que - vous - dormiez -

plus-longtemps,-je vais-frapper-dans-mes-mains,-lorsque-j'aurai - frappé - trois - fois, - vous - vous - éveillerez. » Dites ensuite avant de frapper dans vos mains : « Lorsque-je-voudrai-vous-éveiller, - à-l'avenir, -je-n'aurai - qu'à-vous-le-commander, - vous - vous - éveillerez - de - suite. » Éveillez ensuite en frappant dans vos mains; à la troisième fois, il devra s'éveiller. Disons en passant que ces cas sont très rares.

XVIII

Autres façon de produire l'hypnose.

On peut produire l'hypnose de différentes façons, mais l'effet sera toujours plus lent que dans nos leçons ci-dessus expliquées.

Prenez par exemple un objet brillant : une broche ou une épingle de cravate avec des brillants, une bague, ce que vous voudrez, pourvu qu'il y ait quelque chose qui brille avec éclat.

Faites asseoir votre sujet confortablement, et mettez-lui un de ces objets brillants entre les mains, que vous ferez ensuite porter à trois ou quatre centimètres des yeux, la partie brillante bien en vue.

Laissez le sujet fixer cette partie brillante pendant quelques minutes, et dites-lui après ce temps : « Vous - sentez - que - vos - yeux - vous - piquent, - vous - ne - pouvez - tenir - les - yeux - ouverts; - une - pesanteur - s'empare - de - vous, - votre - tête - est - lourde, - vous - allez - dormir, - vous - dormez, - vos - yeux - se - ferment, - vous - dormez, - dormez, - dormez. »

Continuez la suggestion jusqu'à ce que le sujet s'endorme.

Ce procédé réussit généralement et quelquefois plus vite que l'on ne pense; mais en somme, çà serait toujours revenir aux anciens procédés, desquels nous nous éloignons avec raison, puisque nous avons à notre disposition des moyens beaucoup plus rapides et plus sûrs.

Il est néanmoins bon que vous le connaissiez, car ce n'est que par la comparaison que l'on arrive a apprécier les choses à leur juste valeur.

XIX

L'art de produire l'hypnose sans se servir des yeux.

Nous arrivons ici au point où la suggestion joue le plus grand rôle.

Dans cet exercice, vous devez être absolument sûr de vous; vous ne l'exécuterez, d'ailleurs, que lorsque vous serez absolument maître des leçons précédentes.

C'est une condition absolument essentielle pour arriver à un bon résultat. Procédez toujours méthodiquement et vous êtes certain du succès.

Que chaque leçon soit étudiée dans ses moindres détails, rendez-vous bien compte que vous êtes élève et non professeur; vous nous saurez gré plus tard de vous avoir donné ce conseil.

Placez votre sujet, debout, les pieds réunis et mains pendantes et sans raideur. Passez derrière lui et dites-lui que, même à distance, il va se sentir attirer en arrière.

Il ne vous voit pas, mais votre attraction magnétique va le forcer à marcher en arrière. Reculez-vous à environ un mètre du sujet et lui faisant à distance des passes comme pour l'attirer, dites-lui avec conviction : « Vous - sentez - que - vous - êtes - attiré - en - arrière, - vous - êtes - maintenant - obligé - de - reculer, - très bien, - vous - reculez, - vous - marchez - en - arrière, - vous - marchez, - marchez ! »

Lorsque votre sujet marche en arrière, ne reculez pas et laissez-le approcher de vous tout en continuant vos suggestions.

Le sujet arrivé à portée de vos mains, fermez-lui brusquement les paupières et dites-lui bien haut et d'un ton de commandement : « Dormez, - dormez, - vous - dormez. » Bien souvent votre sujet s'endormira du premier coup.

Pour éveiller, procédez comme pour les autres exercices.

XX

Suggestions à donner pendant le sommeil.

Lorsque vous avez plongé votre sujet dans l'hypnose complète, commandez-lui de s'asseoir sur une chaise que vous aurez placée derrière lui. Veillez à son état général, et si vous le voyez nerveux ou agité, faites-lui des passes descendant du sommet de la tête, passant par les tempes et s'arrêtant au cou.

Donnez en même temps la suggestion suivante : « Soyez-calme, - vous - n'êtes - plus - agité, - très - bien, - vous - êtes - maintenant - plus - calme, - vous - êtes - bien. »

Continuez pendant quelques secondes encore, et pour vous assurer qu'il est dans un sommeil profond, commandez-lui de se mettre debout, puis à genoux. Lorsque votre sujet est à genoux, posez votre main gauche sur sa tête, pendant que de votre main droite vous serrez avec force sa main gauche.

Pour vous assurer le sujet, dites-lui alors d'une voix très emphatique : « Lorsqu'à - l'avenir - je - voudrai - vous - endormir, - je - n'aurai - qu'à - vous - dire - : - dormez, - je - vous - ordonne - de - dormir. - Je - vais - vous - éveiller, - vous - ne - vous - souviendrez - de - rien - de - ce - que - je - viens - de - vous - dire, - vous - serez - très - bien, - vous - n'éprouverez - aucun - malaise, - je - veux - que - vous - soyez - très - bien. »

Soufflez alors vivement sur les yeux du sujet en lui frappant sur la joue et dites : « Éveillez-vous »

Si cet exercice est bien exécuté, vous vous assurerez chaque fois un sujet qui subira toujours votre influence.

Il est même très bon de le pratiquer chaque fois que vous aurez un sujet dans l'hypnose.

XXI

Contrôle des suggestions.

Lorsque votre sujet sort de l'hypnose, il vous paraîtra quelquefois lourd et mal éveillé : ceci arrive généralement après le sommeil hypnotique. Il vous sera nécessaire, dans ce cas, de secouer légèrement votre sujet en lui disant : « Eveillez-vous, - vous - êtes - éveillé ! » Demandez-lui ensuite s'il n'éprouve ni lourdeur de tête, ni malaise, et, s'il a quelque peu mal à la tête, faitesl-ui fermer les yeux, en lui appliquant quelques passes remontant du cou au sommet de la tête, choisissez le moment où il vous paraît tranquille pour lui frapper sur la joue en disant : « Maintenant, - vous - êtes - très - bien, - vous - n'avez - plus - mal - à - la - tête. » Il vous faut ensuite contrôler vos suggestions.

A cet effet, demandez au sujet ce qu'il vient d'éprouver et s'il a dormi. Il est fort probable qu'il vous répondra, ne se souvenant de rien, qu'il n'a pas dormi et n'a rien éprouvé. Demandez-lui ensuite s'il n'éprouve aucun besoin de dormir. S'il vous répond qu'il ne sait pas ou qu'il n'en éprouve pas le besoin, c'est le moment de contrôler vos suggestions. Portez vivement votre main sur les yeux du sujet et dites-lui vivement et avec fermeté : « Dormez, - je - veux - que - vous dormiez - de - suite; - dormez, - je - le - veux ! » S'il s'endort immédiatement, c'est que votre suggestion a bien porté et que votre sujet était, lors de votre première suggestion, dans un sommeil hypnotique profond.

Ce sujet vous est assuré; vous l'endormirez autant de fois que vous voudrez à l'avenir.

Il est toujours utile de contrôler tous les sujets que l'on a endormi, pour voir la portée des suggestions.

XXII

La chaîne magnétique ou le moyen d'endormir plusieurs sujets à la fois.

Lorsque, par la répétition des exercices précédents, vous aurez acquis le tour de main requis, vous pourrez aussi facilement influencer et endormir plusieurs sujets à la fois qu'un seul.

Mais avant d'arriver à ce beau résultat, nous ne saurions trop vous recommander de bien approfondir toutes les leçons précédentes Toutes les leçons doivent être suivies méthodiquement, sans chercher à faire un essai de la seconde avant de connaître parfaitement la première.

Pour produire le sommeil par la chaîne magnétique, il vous faudra au moins six sujets ou plus si possible, que vous ferez asseoir devant vous, en demi-cercle.

Que les sujets se tiennent les mains très serrées. Expliquez-leur, ensuite, que le magnétisme passe d'un sujet à l'autre par les mains, comme un courant électrique suit son fil conducteur. Dites alors bien emphatiquement que vous allez hypnotiser le premier sujet assis à votre droite, et qu'aussitôt le sujet endormi, le second sentira comme un engourdissement général qui le forcera à s'endormir, et cela, par le contact du premier sujet qui lui transmettra l'influence magnétique, qui vient de le plonger lui-même dans l'hypnose.

Il en sera de même pour tous les autres sujets qui suivront. Commencez alors par endormir le premier sujet, lequel devra toujours être choisi parmi vos plus sensibles.

Lorsque le premier sentira les premiers effets de l'hypnose, vous verrez le second s'endormir, le troisième, etc., jusqu'au dernier. Pour les éveiller, détachez leurs mains et dites ensuite d'une voix assurée : « Je - vais - frapper - dans - mes - mains, - à - cet - instant - vous - vous - éveillerez - tous. - Etes - vous - prêts » frappez dans les mains en disant vite « éveillez-vous ! »

XXIII

Le baquet de Mesmer.

Pour l'expérience extraordinaire du baquet de Mesmer, réunissez, dans un endroit assez vaste, un certain nombre d'amis ou connaissances, qui vous serviront de spectateurs, et que vous placerez d'un seul côté de la salle de spectacle improvisée. De l'autre côté, seront assis en demi-cercle vos sujets.

Prenez toujours de préférence des sujets ayant subi votre influence, parmi lesquels vous intercalerez des sujets n'ayant jamais éprouvé les phénomènes de l'Hypnotisme.

Apportez sur une table ou un guéridon un petit baquet dans lequel il y aura moitié d'eau bien froide.

Expliquez ensuite à votre auditoire, sans vous adresser aux sujets, que vous allez magnétiser cette eau, et que chaque sujet qui viendra mettre ses doigts dans l'eau, sera hypnotisé immédiatement. Répétez au moins une fois l'explication aux spectateurs, qui doit servir aux sujets de suggestion indirecte, puisque vous ne vous adressez pas à eux.

Faites ensuite des passes au-dessus du baquet, comme si en réalité vous vouliez magnétiser l'eau. Après une minute environ de cet exercice, commandez à votre sujet le plus sensible de venir plonger ses doigts dans l'eau « magnétisée ».

Fixez-le alors fermement dans les yeux pendant qu'il approchera du baquet, et montrez du doigt d'un geste énergique ce baquet en lui commandant d'un ton sec d'y plonger la main. S'il y a hésitation, ce qui pourrait arriver, réitérez l'ordre plus énergiquement en disant : « Plongez - vos - doigts - de - suite - dans - cette - eau - et - vous - dormirez. » Forcez-le a exécuter et aussitôt vous le verrez s'endormir.

Laissez votre sujet dormir, sans le laisser asseoir, et, posant vos doigts sur ses yeux pour les lui fermer, dites-lui d'un ton grave : « Vous - dormez - profondément. »

Procédez de même pour les autres sujets, et lorsqu'ils dormiront tous, choisissez des expériences récréatives, que vous trouverez dans les *Expériences diverses.*

Eveillez ensuite vos sujets individuellement où tous ensemble par ce moyen.

Prenez votre premier sujet endormi, auquel vous direz très grave : « Vous - allez - toucher - du - doigt - tous - les - sujets endormis - au - front; - aussitôt - qu'un - des - sujets - sera - touché - par - vous - il s'éveillera ; - allez. »

Lorsqu'il aura, par ce moyen, éveillé tous les sujets, commandez-lui de se toucher lui-même au front, et il s'éveillera.

XXIV

Expériences diverses.

Nous vous donnons ici quelques expériences que vous pourrez changer à l'infini, lorsque vous aurez acquis toutes les connaissances que comporte l'Hypnotisme.

Dans chacune des expériences que vous ferez, soyez toujours sûr de vous. Il faut que, d'avance, vous sachiez ce que vous avez à faire, de façon à n'avoir aucune hésitation qui pourrait compromettre votre succès et, par cela même, produire mauvais effet sur vos sujets à venir tout en ternissant votre prestige.

Après avoir endormi votre sujet, vous pouvez par exemple créer une hallucination.

Faites-le asseoir, ouvrez-lui les yeux et dites-lui qu'il est au bord d'une rivière ou d'un étang.

Vous verrez votre sujet se reculer instinctivement, si vous lui dites qu'il a les pieds dans l'eau.

Vous pouvez ensuite le faire pêcher, en lui mettant un bâton entre les mains; il se mettra aussitôt à pêcher consciencieusement, à la grande joie des spectateurs de cette scène.

Vous pouvez ensuite suggérer à plusieurs sujets endormis qu'ils sont entourés d'abeilles qui veulent les piquer; aussitôt ils se débattront au milieu des imaginaires tyrans ailés.

Il en est de même lorsque vous leur suggérez qu'ils sont remplis de puces et poux. Ils s'arracheront les cheveux, se déshabilleront même tout nu, si vous ne les arrêtez pas à temps.

En un mot, vous pouvez varier à l'infini les expériences de ce genre; il suffit pour cela de créer des hallucinations, chose facile avec l'aide de la suggestion.

D'un cultivateur, vous pouvez faire un cordonnier ou tout autre sujet qu'il vous plaira. Il est bien entendu que vous ne devez faire que des choses saines et de bon goût, toute infraction aux bonnes mœurs vous rendant responsable devant la loi.

L'Hypnotisme peut vous servir de distraction, mais surtout dans un but humanitaire.

Nous allons, d'ailleurs, vous enseigner le point capital du Magnétisme dans le traitement des maladies par la Thérapeutique suggestive, Hypnotisme, etc., etc., sans oublier l'Anesthésie.

XXV

Guérison des maladies par l'hypnotisme.

Quels moyens n'emploie-t-on pas, pour se soulager, lorsque l'on souffre d'une affection quelconque d'un organe de notre individu?

Après bien des conseils suivis sans résultats et des essais de toutes manières, la souffrance persiste toujours après avoir tout fait.

Sans parler d'une façon générale, combien de malheureux souffrent, sans pouvoir amener de soulagement à leurs maux? La médecine, quoique très puissante de nos jours, n'arrive malheureusement pas à guérir toutes les affections et reste souvent impuissante devant les maladies essentiellement nerveuses, là où l'Hypnotisme réussit souvent à soulager et à guérir ces malheureux de leurs maux.

Bon nombre de ces malades, abandonnés de la médecine, sont venus demander notre concours pour les soigner par la Thérapeutique suggestive, et souvent nos efforts furent couronnés d'un succès éclatant, sur des maladies que l'on aurait pu croire incurables.

Ces cures miraculeuses s'obtiennent par le « Magnétisme ». « Les suggestions combinées et données à point », la Thérapeutique suggestive, tout en somme se résume en l'Hypnotisme, ce principal facteur de la vie humaine, qui peut beaucoup où bien d'autres moyens ont échoué.

C'est donc là l'étude sérieuse à laquelle vous devrez vous consacrer tout entier, sans en oublier les moindres détails.

Travaillez la Thérapeutique suggestive qui, tout en rendant

des services signalés à l'humanité, grandira encore votre influence personnelle en vous mettant de suite en renom.

Tout homme honnête qui sait comprendre et apprécier l'Hypnotisme tel qu'il est, ne craindra jamais de se rendre ridicule par une avance qu'il fera de cette science, et en certifiant que le Magnétisme est le moyen le plus pratique de soulager et souvent de sauver son prochain des terribles catastrophes qui résultent des graves affections nerveuses. Le médecin, lui-même, qui sait apprécier cette science à sa juste valeur, ne peut nier que, dans bien des cas, nous triomphons d'un mal où la médecine a échoué.

Il est toujours bien compris que nous ne devons nous occuper que des affections nerveuses ou en dépendant, mais ces maladies, soignées par une application sérieuse et continue de Magnétisme et Thérapeutique suggestive, ne résistent que très rarement à ce traitement.

N'oubliez pas que lorsque vous aurez à soigner une personne, que vous la connaissiez ou pas, vous devez toujours rester impectable et assurer à votre malade que vous le guérirez certainement ; même si vous passez après un traitement antérieur que cette personne aurait suivi sans succès. Vous devez convaincre avant de commencer un traitement ; votre tâche sera par cela même beaucoup plus facile, puisque le sujet à traiter sera le premier convaincu de sa guérison et se prêtera naturellement à tout ce que vous voudrez exiger de lui.

Si vous rencontrez des sceptiques, ne les bravez jamais ; cependant vous pourrez les convaincre par des exemples de guérisons que vous avez déjà obtenues.

En admettant même que vous ne fassiez que débuter, citez quand même des guérisons obtenues par l'Hypnotisme par certains de vos amis

XXVI

Du mal de tête, sa guérison.

Dans n'importe quel cas, il n'est pas utile de mettre le malade dans l'état d'hypnose.

Demandez-lui où la tête le fait le plus souffrir ; qu'il vous indique exactement l'endroit.

Certifiez-lui que ce n'est l'affaire que de quelques minutes pour lui enlever son mal de tête.

Faites asseoir votre sujet, confortablement sur une chaise ou un fauteuil, et priez-le de fermer les yeux

Passez ensuite derrière lui, appliquez votre main droite sur son front, et votre main gauche derrière la tête, à la base du cervelet.

Opérez de suite une forte pression qui devra durer quatre ou cinq secondes. Après ce temps, relâchez lentement et progresivement votre pression, en lui faisant une passe de la main droite, partant de la tempe gauche à la tempe droite. Cette passe devra être faite très légèrement et du bout des doigts.

Aussitôt, opérez une seconde pression semblable en tous points à la première; relâchez encore très lentement votre pression, et sans que vos mains quittent la tête du sujet, placez-vous devant lui, les doigts sur les tempes, sans appuyer.

Lorsque vous aurez pris cette position, dites très positivement au sujet : « Lorsque - je - vous - commanderai - d'ouvrir - les - yeux, - votre - mal - de - tête - aura - complètement - disparu. »

Répétez plusieurs fois la suggestion et dites très vite en frappant sur la joue du malade : « Ouvrez-vos-yeux, -vous-n'avez-plus-aucun-mal. »

Ce moyen très rationnel réussit presque toujours sur n'importe quel sujet.

XXVII

Comment guérir un mal de dents.

De même que pour le mal de tête, faites asseoir votre patient, confortablement, et les yeux fermés.

Dites-lui, surtout que vous ne voulez pas l'endormir ; mais que par un courant magnétique, vous le guérirez de son mal de dents. Certifiez ce que vous venez d'avancer car vous donnez ainsi grande confiance à votre sujet.

Placez vous debout près du sujet, du côté ou siège le mal et inclinez lui la tête du côté opposé, de façon à bien mettre en évidence la partie malade.

Appliquez ensuite votre main gauche, les doigts sur le sommet de la tête, et le pouce juste entre les deux yeux à la naissance du nez, rejettez lui légèrement la tête en arrière, et faites des passes très légères sur la partie malade.

Que vos doigts passent avec une grande légèreté sur la joue du sujet, tout en restant en contact avec la peau. Ces passes très légères, ont pour but de produire un chatouillement analogue à celui produit par un léger courant électrique.

En faisant ces passes dites au sujet avec beaucoup de conviction : « Vous - sentez - un - courant - magnétique - qui - fait - disparaître - votre - mal. Vous - êtes - beaucoup - mieux ; lorsque - mes - doigts - passent - sur - votre - mal - vous - sentez - qu'il - s'appaise - et - que - vous - allez - beaucoup - mieux ».

Bouchez-lui les oreilles pendant quelques secondes et dites-lui ensuite : « Maintenant - vous - êtes - guéri ; - lorsque - je - soufflerai - sur - vos - yeux, - vous - les - ouvrirez - et - votre - mal - aura - disparu ». Soufflez vivement en disant : « Ouvrez - vos - yeux ».

Neuf fois sur dix, vous guérirez le mal de dents le plus rebelle par ce procédé, s'il est bien appliqué avec conviction.

La névralgie se traite exactement de la même façon.

XXVIII

Impression que doit laisser l'hypnotiseur.

Sous aucun prétexte, vous ne devez laisser vos sujets sous une mauvaise impression en ce qui concerne l'Hypnotisme.

Si, avec un sujet, vous rencontrez un insuccès partiel ou complet, vous devrez vous attacher surtout à prouver à ce sujet que, s'il avait observé les conditions nécessaires à l'hypnose que vous lui aviez indiquées, il serait bien certainement dans le sommeil hypnotique à l'heure présente.

Dites-lui aussi que vous le reprendrez plus tard lorsqu'il sera dans de meilleures dispositions d'esprit, et que vous êtes certain du succès.

Ou bien encore si, venant d'opérer sur une personne ayant un mal de tête ou un autre mal quelconque, cette personne vous disait qu'elle a encore la tête un peu lourde ou que la douleur persiste encore un peu, soyez bien affirmatif en lui disant que, dans quelques minutes, ce mal aura complètement disparu. Ce qui produit ce semblant de persistance, c'est tout simplement l'idée que le mal n'est pas complètement disparu, mais que dans quelques instants elle s'apercevra qu'il était imaginaire et qu'il n'existe plus.

Ayez toujours le dernier mot : l'hypnotiseur doit toujours prédominer et ne jamais faillir.

Il faut que le droit vous revienne toujours en attribuant votre insuccès, si toutefois vous en rencontrez, à une cause qui doit toujours paraître acceptable.

N'oubliez pas que tout le monde ne possède pas le même degré de sensibilité et que vous devez toujours vous attendre à rencontrer parfois, quoique très rarement, des sujets réfractaires à l'action hypnotique.

XXIX

De la catalepsie et des moyens de la produire.

Après avoir endormi votre sujet aussi profondément que possible ; commandez-lui de se mettre debout, les pieds réunis, les jambes bien droites et les mains pendantes.

Placez-vous en face de votre sujet, fermez lui les yeux, s'il les avait conservés ouverts et, lui posant votre main droite sur son front, prenez-lui la main gauche de la vôtre restée libre.

Pressez fortement cette main dans la vôtre, et dites-lui positivement : « Vous - allez - obéir - à - tout - ce - que - je - vous - commanderai ; - lorsque - j'ordonnerai - à - votre - corps - de - se - raidir, - il - deviendra - très - raide, - parce - que - je - veux - qu'il - en - soit - ainsi. »

Passez ensuite derrière votre sujet et faites-lui des passes très brusques, partant de la tête, passant vivement par les épaules pour s'arrêter aux poignets.

Pendant cette première passe, donnez d'une voix assurée et de commandement la suggestion suivante : « Votre - corps - devient - raide, - très - raide, - encore - plus - raide. » Descendez ensuite vos passes, toujours brusques, partant des hanches du sujet, pour ne s'arrêter qu'aux chevilles, et dites très vivement : « Tout - votre - corps - est - maintenant - très - raide, - rien - ne - peut - le - faire - fléchir, - vos - jambes - sont - aussi - très - raides - et - ne - peuvent - plus - se - mouvoir, - votre - cœur - bat - normalement, - vous - êtes - bien - calme, - mais - votre - corps - est - comme - une - barre - de - fer - et - ne - peut - plus - fléchir. »

Répétez la suggestion et voyez s'il est bien raide.

Lorsque vous êtes certain que votre sujet est en catalepsie, disposez deux chaises à la longueur voulue de façon à ce que vous puissiez mettre la tête du sujet sur une chaise et ses talons sur l'autre.

Demandez ensuite à une personne de vouloir bien vous aider à le placer ainsi sur les chaises.

Avant de le lâcher sans autre appui que les deux chaises, dites-lui encore bien positivement : « Vous - êtes - raide - très - raide - lorsque - je - vous - lâcherai - vous - resterez - comme - une - planche - sans - pouvoir - fléchir - et - sans - bouger. »

Répétez cette suggestion et finalement lâchez-le.

S'il se tient dans les conditions susdites, vous pourrez alors vous tenir debout sur son corps en lui répétant qu'il est raide et qu'il ne peut fléchir.

XXX

Comment tirer de l'état cataleptique.

Ne restez que quelques secondes debout sur votre sujet et descendez avec précaution pour ne pas le faire tomber.

Pour le tirer ensuite de l'état cataleptique, enlevez-le vivement de sa position horizontale et placez-le debout.

Veillez à ce qu'il se tienne bien en équilibre et commencez par des passes montantes, partant des chevilles aux hanches et des hanches au cou en disant très vite : « Maintenant, vos - jambes - peuvent - se - mouvoir, - elles - reprennent - l'élasticité - qu'elles - avaient - au - paravant. »

Continuez les passes montantes jusqu'à ce qu'il redevienne souple en lui disant d'une voix emphatique : « Vos - bras, - vos - jambes - et - tout - votre - corps - sont redevenus - très - souples, - vous - êtes - très - bien, - vous - n'éprouverez - aucune - lassitude ; - je - vais - vous - éveiller - vous - ne - vous - souviendrez - de - rien - de - ce - qui - s'est - passé ; éveillez-vous - de - suite. »

S'il n'exécute pas de suite, continuez la suggestion jusqu'à ce qu'il ait obéi.

XXXI

L'anesthésie et ses applications.

L'Anesthésie, ce grand auxiliaire pour soulager les douleurs, s'obtient, comme la plupart des choses de l'Hypnotisme, par la suggestion.

Il n'est, en effet, besoin d'aucune passe pour anesthésier une partie quelconque du corps.

Vous mettez votre sujet dans la meilleure condition hypnotique, c'est-à-dire dans le sommeil profond.

Suggérez-lui, une fois endormi, que sa main est morte et qu'il ne la sent plus.

Prenez une épingle, que vous aurez passée à la flamme d'une bougie pour la désinfecter, et percez-lui la main, vous verrez qu'il ne ressentira aucune douleur et ne s'en souviendra même pas étant éveillé.

L'application est toujours utile en bien des circonstances. On peut l'employer pour l'extraction d'une dent ou pour une opération chirurgicale en permettant l'application.

L'Anesthésie rend des services signalés à l'opérateur en lui facilitant la tâche et à l'opéré en lui supprimant, en grande partie, les douleurs de l'opération.

S'il vous est donné de pouvoir appliquer l'Anesthésie devant le monde, n'hésitez jamais de le faire, car cette opération, lorsqu'elle est réussie, grandira énormément votre influence et vous sera d'un grand concours pour influencer vivement vos sujets.

N'oubliez pas, lorsque vous tiendrez vos sujets sous

l'influence hypnotique, de leur suggérer que vous seul pouvez les hypnotiser, et que personne autre que vous ne pourra leur faire subir l'influence magnétique.

Vous vous assurerez ainsi des sujets fidèles qui ne verrons qu'en vous un hypnotiseur puissant, puisque ceux qui auraient voulu essayer, seraient rebutés par leurs insuccès.

La suggestion acquérant une grande force par la répétition, ne craignez jamais de le faire avant d'éveiller vos sujets.

XXXII

Des maladies que l'on traite par l'hypnotisme.

Ce serait une grande erreur de croire que toutes les maladies peuvent être guéries par l'Hypnotisme.

Certains de nos confrères sont allés, à ce sujet, un peu loin dans leurs allégations.

Toute personne sensée comprendra parfaitement que ce qui ne dépend pas du système nerveux ne peut être traité par le Magnétisme.

Si bien qu'un malade accepte le sommeil hypnotique et les suggestions, il serait fou de croire qu'on le guérira d'un cancer ou affection de ce genre s'il en est atteint.

A cela, nous déclarons formellement que c'est une chose qui ne dépend pas de notre pouvoir, et nous laissons humblement ce pouvoir, si toutefois il existe, aux hommes de science compétents.

Bien certainement, si une de ces personnes vous faisait appeler pour vous demander un soulagement, n'hésitez pas à le faire, et reportez-vous pour des cas semblables à la leçon trente-et-unième pour les applications d'Anesthésie.

Car, si nous ne pouvons sauver ces personnes, il est au moins de notre devoir de les soulager en apaisant leurs maux.

Nous allons, en conséquence, vous donner un aperçu des maladies que l'on traite avec succès à l'aide du magnétisme et vous développer quelques exemples de traitement pour quelques-unes de ces maladies, les plus graves demandant un traitement sérieux et suivi.

Autant qu'il vous sera donné de soigner par l'Hypnotisme, soyez-vous même bien convaincu du succès. Vous n'ignorez pas qu'une volonté chancelante n'arrivera jamais à rien, il ne faut pas désirer une chose, il faut la vouloir.

Procédez toujours avec une sûreté de main remarquable, de façon à inspirer toute confiance à votre malade que vous devez convaincre de sa guérison prochaine.

Vous connaissez sans doute l'effet énorme qu'a la morale sur le physique ? Eh bien ici, tel est notre cas, il faut que nous guérissions l'un par l'autre, il faut que votre malade vous voit venir avec confiance et vous considère comme le sauveur qui lui enlèvera son mal.

XXXIII

Enumération de ces maladies.

La liste ci-dessous publiée, tout en paraissant relativement restreinte, n'en est pas moins la plus complète, des graves maladies nerveuses que malheureusement nous rencontrons trop souvent.

C'est aussi une nomenclature de beaucoup de ces maladies sur lesquelles la science n'est pas d'un secours bien efficace et dont certaines d'entr'elles sont déclarées incurables par la médecine

Bien des gens, en effet, vous diront que l'épilepsie, la plus terrible de ces maladies, est absolument réfractaire aux soins médicaux les plus énergiques, et resteraient certainement sceptiques si vous leur disiez qu'à l'aide de cette *belle science toute puissante qui s'appelle le Magnétisme*, vous pouvez obtenir des cures merveilleuses, parmi lesquelles on peut enregistrer l'*épilepsie.*

Nos attestations en feront foi et prouveront que nous avons opéré des guérisons merveilleuses et inespérées sur des sujets abandonnés de la médecine.

Au nombre de ces affections guérissables par le Magnétisme, Thérapeutique suggestive, etc., etc., citons :

1° Les maux de tête les plus violents ;

2° Les maux de dents et névralgies ;

3° Les rhumatismes musculaires ;

4° L'hystérie ;

5° L'épilepsie ;

6° Les tremblements nerveux ;

7° Les cauchemars et l'insomnie ;

8° Les mauvaises habitudes ;

9° L'ivrognerie ;

XXXIV

De l'hystérie. — Son traitement.

Lorsque vous aurez à soigner une personne hystérique, vous devrez procéder avec tous les ménagements dus à son cas.

Une personne, atteinte de cette affection, est toujours très susceptible et portée à l'irritation.

Vous devrez, en conséquence, avertir votre sujet avant d'opérer, que l'Hypnotisme est une chose bienfaisante et salutaire, qui lui amènera un soulagement appréciable s'il se prête de bonne grâce à l'expérience et s'il reste très calme.

Pratiquez, alors que votre sujet sera dans de bonnes dispositions d'esprit, l'hypnose par degré, sans brutalité, plutôt par persuasion.

Faites asseoir votre sujet confortablement dans un fauteuil, il serait même préférable de le faire coucher dans un lit. Fermez-lui les yeux et procédez comme expliqué ci-après :

Posez délicatement vos mains à plat sur les tempes de votre sujet ; opérez ensuite une légère pression et dites-lui lentement avec conviction : « Vous - serez - absolument -

calme; - pendant - que - je - procèderai - vous - vous - sentirez - très - bien - et - lorsque - je - descendrai - mes - mains - sur - votre - visage - vous - vous - endormirez. » Répétez cette suggestion plusieurs fois et descendez vos mains en frôlant légèrement l'épiderme et dites-lui pendant ce temps : « Vous - êtes - bien - calme, - très - bien ; - vous - sentez - que - vous - allez - dormir; - une - lourdeur - s'empare - de - vous, - vous - dormez, - vous - dormez - profondément; - vous - dormez, - dormez, - dormez, - vous - dormez. »

Répétez ces suggestions d'une voix lente et monotone en lui faisant des passes, partant des tempes et s'arrêtant au cou. Lorsque le sujet sera parfaitement endormi, suggérez lui d'être calme, en lui disant que son cœur bat normalement et qu'il est très bien dans cet état.

Redites-le lui plusieurs fois pour le tranquilliser et qu'il soit absolument calme.

Prenez ensuite sa main gauche dans la vôtre et serrez-la très fort, en lui disant qu'à l'avenir il sera absolument calme, sans contrariétés et surtout sans excitations nerveuses quelles qu'elles soient; qu'il ne devra pas avoir de mauvaises pensées.

Si le sujet a des mauvaises habitudes, qu'il n'y pense plus, et que d'ailleurs vous lui défendez d'y penser et que par conséquent il ne pourra plus le faire.

Arrêtez bien ces suggestions dans l'esprit du sujet en les lui répétant plusieurs fois.

Ensuite placez votre main droite sur le front du sujet et dites-lui d'un ton de commandement : « Dorénavant - lorsque - je - vous - commanderai - de - dormir, - vous - vous - endormirez - de - suite - parce - que - je - veux - que - vous - dormiez. »

Demain - et - les - jours - suivants, - vous - serez - absolument - calme - et - vous - n'aurez - pas - d'attaques - d'hystérie. - Vous - serez, - à - l'avenir, - très - docile, - sans - excitations - nerveuses, - vous - êtes - guéri, - vous - n'avez - plus - aucun - mal. »

« Je - vais - vous - éveiller, - vous - ne - vous - souviendrez - de - rien - de - ce - que - je - viens - de - vous - dire - et - vous - serez - très - bien, - éveillez - vous - de - suite. »

Soufflez sur les yeux du sujet et frappez vivement sur la joue.

Le lendemain, endormez vivement votre sujet et faites-lui les mêmes suggestions que la veille.

Il est bien rare qu'après quelques séances, le sujet n'est pas guéri complètement.

XXXV

De l'épilepsie. — Son traitement.

Comme pour toutes les grandes affections nerveuses, et l'épilepsie n'est pas la moindre, vous devrez toujours posséder ce qu'il vous faudra inculquer à votre malade.

Ce grand remède s'appelle « la Confiance ». Lorsqu'un médecin prescrit une potion à un malade, il commence toujours par le persuader que cette potion va le soulager s'il prend cette potion bien régulièrement.

Cette recommandation n'est qu'une suggestion adroitement donnée, qui rappelle au malade, chaque fois qu'il prend ce remède, que ce dernier doit le guérir ou tout au moins le soulager. Et il n'est pas rare que cette idée lui fait plus de bien que le calmant.

Le malade a confiance en l'homme de science, parce que le médecin paraît toujours sûr de ce qu'il avance. En ordonnant quelque chose à son malade, il le persuade qu'il sera bientôt guéri en usant de son influence personnelle. De même, vous devenez le médecin, vous devez inspirer la même confiance, avec cette différence que votre influence personnelle sera plus accentuée, puisque vous savez la développer. Usez donc de cette influence autant que vous le pourrez, vous entreprenez une tâche ardue et laborieuse, où il vous faudra toute votre persévérance et une force de volonté exceptionnelle, renforcée de votre plus grande confiance en vous.

Suivez bien cette maladie dans toutes ses phases, depuis son origine jusqu'au moment où vous en entreprenez la cure.

Informez-vous à chaque séance du nombre de crises qu'a eu le malade et comment elles prennent et comment elles se terminent.

Tous ces renseignements vous seront d'un précieux concours dans votre traitement, car vous jugerez par là quelles sont les suggestions à donner pour calmer les particularités qui vous auront été signalées.

Possesseur de tous ces renseignements nécessaires, commencez par la marche arrière, en fixant dûrement votre sujet. Marchez droit sur lui en conservant ce regard déterminé; accélerez la marche comme pour le sommeil instantané et vivement fermez les yeux du sujet en disant : « Dormez, - dormez, - vous dormez. » Enlevez les doigts des yeux du sujet et dites lui de se mettre à genoux.

Lorsqu'il aura obéi, faites-le mettre debout et dites-lui

lentement et plusieurs fois : « Lorsque - je - voudrai - vous - endormir, - je - n'aurai - qu'à - vous - regarder - et - vous - dormirez - de - suite ».

Éveillez ensuite le sujet.

Lorsque votre sujet prendra le sommeil facilement, dans vos séances suivantes, vous le ferez coucher sur un lit, tout nu et couché sur le ventre. Faites-vous assister des parents ou amis du malade qui devront vous tenir une assiette dans laquelle il y aura de l'alcool à 90 degrés. Il est bien entendu que votre malade doit être dans le sommeil hypnotique.

Frictionnez vivement des deux mains depuis la nuque jusqu'aux reins avec l'alcool, jusqu'à ce que la peau devienne rouge.

Tout en continuant à frictionner, suggérez au sujet avec conviction : « Lorsque - je - cesserai - de - vous - frictionner, - vous - ressentirez - un - froid - très - vif - sur - vos - reins. » A ce moment, tout en frictionnant, soufflez sur les reins à l'insu du malade, de façon à produire le froid annoncé dans votre suggestion.

Aussitôt, vous le verrez frissonner ; dites-lui alors aussitôt ce frisson : « Demain, - à - dix - heures - du - matin, - vous - sentirez - ce - froid - dans - vos - reins, - vous - le ressentirez - également - lorsque - vous - serez - pour - avoir - une - crise - d'épilepsie. »

« Je - vous - défends - d'avoir - encore - des - crises - d'ailleurs - vous - n'êtes - plus - malade - et - vous - ne - pouvez - plus - en - avoir. »

Comme toujours, répétez ces suggestions plusieurs fois et à chaque séance, que vous espacerez de deux en deux jours pour débuter. De cette façon, vous pourrez juger de l'effet de votre traitement.

Si vous avez un appareil électrique, une application sur les reins et la nuque sont souvent d'un grand effet, mais cela n'est pas indispensable. Continuez ce traitement jusqu'à complète guérison. La durée n'est pas limitée, cela, en effet, dépend de plusieurs choses. De la façon de traiter d'abord — de l'âge du sujet et aussi de l'ancienneté de l'affection ; mais en général, lorsque le traitement est bien suivi, on peut espérer de grands résultats dans le délai d'un mois.

Recommandation particulière : « Pas plus qu'avec n'importe quel sujet, ne riez jamais avec celui que vous aurez à traiter pour l'épilepsie. »

Entre les jours de visite, prescrivez à votre malade d'écrire toutes les heures : « Je suis guéri de ma maladie, et je dois ma guérison à mon docteur magnétique. »

Veillez à ce que ces prescriptions soient exécutées en tous points, car cette dernière chose est très utile au développement de l'influence.

XXXVI

Traitements divers.

Cauchemars. — Mettez votre sujet dans l'hypnose le plus profondément qu'il vous sera possible.

Dites-lui que vous lui défendez d'avoir à l'avenir un sommeil agité, qu'il ne rêvera plus et que vous lui ordonnez de reposer sans agitation. Répétez plusieurs fois ces suggestions, ensuite éveillez votre sujet, contrôlez l'effet produit les jours suivants et vous verrez que neuf fois sur dix, vos sujets seront guéris.

Insomnie. — Pratiquez pour l'insomnie comme pour les cauchemars.

Mauvaises habitudes. — Commencez encore par endormir votre sujet, après lui avoir demandé de quelle nature était l'habitude à faire disparaître.

Si votre sujet se ronge les ongles par exemple, dites-lui qu'il lui sera dorénavant impossible de se ronger les ongles, que chaque fois qu'il sera tenté de le faire, il éprouvera un mal de cœur qui l'obligera à se souvenir de ce que vous lui avez suggéré; et puis éveillez.

Il en est de même pour l'habitude du tabac. Vous pouvez parfaitement guérir un fumeur de l'habitude de fumer; il suffit pour cela de l'induire au sommeil hypnotique et de lui suggérer qu'à son réveil, il ne pourra plus fumer, parce que le tabac lui répugnera et qu'il ne pourra même pas en souffrir l'odeur. Comme toujours, répétez vos suggestions, qui n'acquerront de force que par la répétition; ensuite éveillez le sujet.

Sans lui faire allusion à ce que vous venez de lui dire, fumez devant lui un cigare, une cigarette ou une pipe selon vos habitudes; vous verrez qu'au bout de quelques instants il vous priera de ne plus fumer parce que l'odeur du tabac l'incommode, lui, le fumeur de tout à l'heure.

Nous avons à notre actif un nombre considérable de sujets guéris de cette façon de leurs mauvaises habitudes.

Nous ne jugeons pas utile de nous étendre sur toutes les mauvaises habitudes et leur traitement; elles se traitent toutes d'après le même principe, et nous vous laissons seul juge de soigner et guérir toutes celles qu'il vous sera donné de rencontrer dans votre carrière d'hypnotiseur.

Nous sommes néanmoins convaincus que vous obtiendrez des résultats qui vous surprendront si vous procédez méthodiquement et suivez tous nos principes.

XXXVII

Conseils.

Pour tout ce qui pourrait vous embarrasser, ne craignez jamais de nous écrire ; nous vous portons tout l'intérêt que vous méritez et nous ne demandons qu'à vous aider. Joignez un timbre pour la réponse et donnez chaque fois le numéro de votre cours qui nous aidera à trouver votre adresse sur nos registres d'inscription.

Lorsque vous vous serez rendu maître de toutes les leçons, veuillez nous en avertir ; nous vous enverrons de suite un questionnaire qui vous servira d'examen pour l'obtention du diplôme auquel vous aurez droit à ce moment. Ce cours est personnel et vous devrez le mettre en lieu sûr de façon à ce que personne autre que vous ne puisse en suivre l'étude.

Le cours doit rester votre propriété et cela dans votre intérêt, et ne doit au pis-aller être cédé qu'au prix de 30 fr., coût invariable des cours.

N'oubliez pas que vous aurez droit à un cours gratuit ou au remboursement du vôtre si vous nous commandez quatre cours pour vos amis ou parents ; c'est-à-dire que le cinquième est votre propriété gratuite. Ou nous vous le rembourserons ou nous vous en enverrons un autre.

Retenez bien ceci. — Sur chaque autre méthode vendue par votre intermédiaire au dessus de cinq, nous vous faisons une commission de dix pour cent à titre de dédommagement par cours commandé par vous ou à votre nom.

Adressez toutes les lettres à la **Vérité sur l'Hypnotisme,** H. PÉTRÉ, Vice-Président, *52, rue Gambetta, à Mohon (Ardennes) France.*

XXXVIII

Conclusions.

Pour la dernière fois, nous allons vous mettre en garde contre vous-même. Il va de soi que l'on ne peut mener à bien une chose lorsque vous n'avez aucune confiance dans votre habileté pour la faire. Si vous ne vous sentez pas disposé à influencer les autres, il vous est impossible d'exercer votre force de volonté. Lorsque vous porterez un regard hypnotique sur un sujet, rappelez-vous que votre volonté doit être lue dans ce regard, comme si on lisait dans un livre.

S'il y a faiblissement dans votre esprit, il se reflètera dans vos yeux, tandis qu'une force de volonté bien marquée produira toujours un effet contraire.

Il vous faut apprendre à développer cette force de volonté, bien des gens croient vouloir lorsqu'ils ne font que désirer. Si vous pouvez arriver à vouloir au lieu de désirer, vous arriverez à influencer les gens d'une façon merveilleuse. Vous avez en main tout ce qu'il faut pour réussir, toutes nos leçons sont écrites dans un style simple et très facile à comprendre.

Travaillez ces leçons, prenez le plus de sujets qu'il vous sera possible, l'exercice vous développera énormément et vous donnera le tour requis par la pratique.

Encore une fois, écrivez-nous si vous êtes embarrassé; nous vous aiderons et nous voulons que vous arriviez à des résultats prouvant la supériorité de nos *Cours français*.

Vous ne devez pas vous attendre à un résultat avant d'avoir

complété nos instructions par une étude pratique. Vous devez savoir si bien et avoir pratiqué si souvent chaque partie de notre cours, que vous arriverez à pratiquer l'hypnotisme d'une façon presque inconsciente.

Lorsque vous en arriverez là, vous pourrez prétendre aux plus hauts résultats que nul ne pourra vous contester.

Etudiez bien chaque sujet, cherchez le point faible par lequel vous pouvez le prendre, ce point faible existe dans chaque individu Trouvez ce point propre à l'attaque directe, et bien peu d'individus pourront résister à votre influence magnétique.

Tout ceci dépend du travail, de la réflexion et de la pratique et celui qui veut réussir ne doit pas s'attendre d'y arriver sans labeur.

Lorsque le succès aura couronné vos efforts, vous aurez trouvé le chemin de l'habitude; vous aurez tracé un chemin dans une forêt vierge ; vous aurez rendu fertile un terrain auparavant inculte.

Ce chemin vous sera d'autant plus facile à suivre que vous en connaîtrez tous les détours.

Et le vaste champ de l'Hypnotisme sera cultivé et rendu fertile, parce que votre intelligence et votre travail auront éliminé tout ce qui pouvait nuire au développement de cette belle science.

Si vous désirez donner des séances publiques ou démonstrations hypnotiques, écrivez-nous à ce sujet, nous serons heureux de vous donner tous les renseignements qui vous seront nécessaires et nous vous y aideront à l'occasion.

TABLE DES MATIÈRES

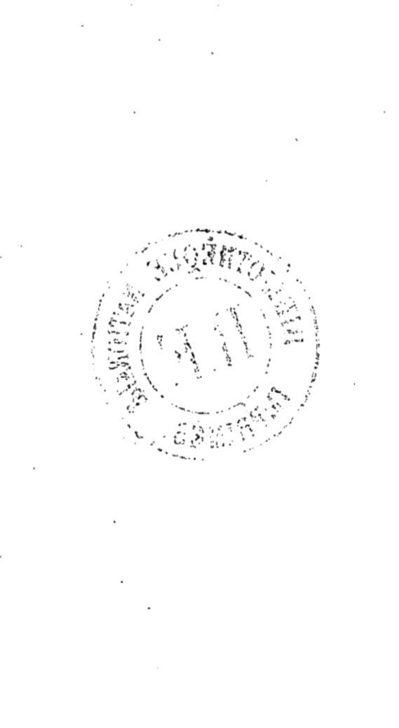

www.ingramcontent.com/pod-product-compliance
Ingram Content Group UK Ltd.
Pitfield, Milton Keynes, MK11 3LW, UK
UKHW012102240726
13965UKWH00004B/1475